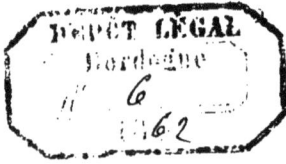

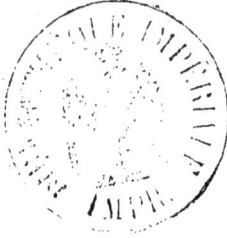

STATION

DES

EAUX MINÉRALES PURGATIVES DE MIERS.

Inspecteur du Gouvernement :

Le Dʳ LAGASQUIE.

1862

EXTRAIT DU RAPPORT

DE

M. LE MÉDECIN INSPECTEUR

DES EAUX MINÉRALES DE MIERS,

A M. LE MINISTRE DE L'AGRICULTURE, DU COMMERCE
et des Travaux publics.

Monsieur le Ministre,

Permettez-moi de remercier l'administration supérieure de m'avoir épargné des lettres de rappel relativement au rapport annuel qu'elle attend de tous les médecins inspecteurs d'eaux minérales. J'ai dû conséquemment espérer qu'elle avait accueilli avec une bienveillance dont je lui suis reconnaissant les considérations que je présentais comme excuse et comme dispense.....

Transmises officiellement à l'académie impériale de médecine en 1858, ces raisons lui parurent également suffisantes pour déterminer un vote tendant à aplanir les difficultés que je signalais. Le vœu émis auprès de l'autorité par cette compagnie savante n'ayant pas été réalisé dans le nouveau règlement des eaux minérales, je me trouve en présence des mêmes obstacles, qui se résument en peu de mots : le médecin inspecteur ne peut composer son rapport qu'à l'aide des consultations ; les malades qui se rendent aux sources thermales sont libres de ne pas le consulter et de se traiter comme ils l'entendent.

Sans doute ces deux faits discordants n'impliquent absolument ni contradiction ni impossibilité de faire un rapport ; seulement il convient d'établir aussitôt une distinction entre les diverses stations thermales. Il en est qui réunissent plusieurs sources d'eaux très actives, qu'on administre sous des formes variées et qui sont réservées pour le traitement de maladies plus ou moins sérieuses. Le besoin d'une direction médicale se fait alors aisément sentir aux malades, qui, déconcertés à la fois par l'activité compromettante des eaux et la variété des moyens curatifs, craignent le maniement aveugle d'une arme à deux tranchants. Et si nous joignons à cela l'usage traditionnellement existant de consulter le médecin inspecteur, on comprendra que celui-ci soit plutôt embarrassé par l'abondance que par la disette des matières. Mais si l'action d'une eau minérale est très douce, le mode d'administration étant tout simple d'ailleurs, si l'usage n'a pas existé de se présenter au médecin inspecteur, avec quel élément fera-t-il son rapport ?

L'inspection médicinale des eaux de Miers se trouve dans cette dernière catégorie, et bien que je sois consulté tous les ans par un certain nombre de malades, les relations qu'il me faudrait adresser à courte échéance me paraîtraient indignes de l'administration.

Nos rapports sont destinés à préciser, autant que possible, l'indication et le degré d'efficacité des diverses eaux minérales. Pour atteindre ce but, deux voies nous sont ouvertes : des relevés statistiques ou le simple énoncé de faits nombreux, méthodiquement classés, judicieusement analysés, portant avec lui des conclusions numériques qui font ressortir avec une grande précision le degré d'efficacité d'une médication spéciale. On ne saurait méconnaître l'avantage qu'il y a d'envisager d'un coup-d'œil, sur les tableaux synoptiques qui résument un rapport, dans quelle proportion chaque espèce de maladie a été soulagée, guérie, persévérante ou aggravée sous l'influence d'une eau minérale.

Il est pourtant des écueils sérieux pour ces relevés statistiques, faits d'ailleurs avec intelligence et sincérité. C'est d'abord le classement des maladies, qui peuvent être homonymes sans être identiques, et puis la variabilité atmosphérique. A la vérité, des commentaires explicatifs atténueraient la contradiction flagrante de ces deux relevés successifs, et puis enfin la méthode numérique ne saurait ambitionner d'asseoir la thérapeutique sur la certitude mathématique.

Quoiqu'elle aspire encore à plus de précision et à de nouvelles découvertes, l'hydrologie médicale n'en est pas à ses premiers éléments ; l'observation, d'accord en cela avec l'analyse chimique, a suffisamment fait connaître que, suivant leur catégorie, les eaux minérales sont spécialement appropriées à telle ou telle autre affection. Des observations particulières confirmatives de ces dernières, acquises à la science, ne pourraient être intéressantes que tout autant qu'elles relateraient des faits remarquables, rares et exceptionnels. La science et l'humanité

ne seraient pas seules intéressées à l'enregistrement de ces cures mer-
veilleuses...........

En terminant cet aperçu sur le faible intérêt d'observations générales d'un ordre commun, je m'aperçois, trop tard peut-être, que le
désir de justifier des abstractions m'a ramené vers une série d'idées
qu'avaient suffisamment exprimées mes précédentes correspondances;
j'en finis donc avec ce préambule pour m'occuper d'un rapport sur
les eaux minérales de Miers tel qu'il me sera facile de le faire en résu-
mant et généralisant les notes, les impressions et les souvenirs d'une
inspection de quinze années.

Les eaux minérales de Miers, dont l'usage est depuis long-temps
répandu dans plusieurs départements du midi, sont froides, salines,
légèrement alcalines et purgatives. La clientèle, ai-je dit ailleurs, se
compose en partie d'étrangers qui viennent par précaution hygiénique
ou pour remédier à de légères altérations de santé. La plupart, néanmoins, de ces clients des eaux, commençaient, lorsqu'ils sont venus, à
être dyspeptiques, mangeant peu, digérant mal, s'affaiblissant par
suite d'une alimentation réduite. La langueur des voies digestives se
communiquant aux autres appareils de l'économie, ils devenaient paresseux de corps et d'esprit, avec propension, sur les repas, à un som-
meil lourd, plus fatigant que réparateur, et duquel ils sortaient souvent avec la bouche mauvaise, de la soif, du malaise.....

Quelques jours d'usage de l'eau de Miers dissipent promptement
l'inappétence et tous les malaises consécutifs; il est peu de personnes
qui, dans les conditions précitées, ne retirent de cette purgation jour-
nalière et très matinale, un appétit prononcé, des digestions faciles,
un sentiment d'activité, de force et de bien-être qui témoignent de la
plénitude d'une santé naguère imparfaite. C'est dans cette classe nom-
breuse que je vois tous les ans se produire les partisans les plus dé-
monstratifs et les plus chaleureux en faveur de l'eau de Miers. Les gas-
tronomes blasés, pour lesquels un bon appétit est un bien suprême,
seraient certainement séduits par le concert d'éloges qui s'élève à
toutes les tables de la bourgeoisie touchant les qualités apéritives de
ces eaux. Les effets en sont plus remarquables encore dans la classe
des cultivateurs qu'avaient abattus les fatigues excessives de la moisson,
jointes à une nourriture insuffisante.....

La dyspepsie, liée à la saison des chaleurs, me conduit à parler
d'autres espèces de dyspepsies fort communes encore à l'établissement

de Miers, et qui constituent un état véritablement valétudinaire ; mais il convient d'abord de s'expliquer sur une dénomination purement symptômatique. En effet, la dyspepsie s'observe dans des états très différents, et, lorsque le diagnostic manque de clarté et de précision, la thérapeutique est nécessairement vague et confuse. Au risque de produire un paradoxe, je dirai que le diagnostic des dyspepsies dont je parle s'impose par un procédé d'exclusion et se fonde sur l'absence même d'autres diagnostics ; on est réduit à désigner la lésion de fonction, faute de pouvoir spécifier le genre de lésion de l'organe ; ainsi, par exemple, la difficulté de digérer. La dyspepsie ne figure jamais que comme un symptôme dans la gastrite chronique, le cancer de l'estomac ; elle représente, au contraire, toute la maladie, ou du moins le caractère le plus essentiel quand on ne peut préciser aucune altération organique.

Reste pourtant la classe des névroses ou névropathies des voies digestives, qui ont depuis long-temps pris place dans la nomenclature, et la nosologie.

La dénomination de gastralgie ou de gastro-entéralgie, qui met à la fois en relief le siége et la nature de l'affection, devient très usuelle pour qualifier l'état maladif qui m'occupe, lorsque la gastrite ou gastro-entérite chronique cesse de s'imposer comme un être de raison dans les troubles invétérés du tube digestif. Cette dénomination est parfaite quand il existe des spasmes vifs, de ces douleurs violentes que la gastro-entéralgie suppose, et qui sont l'essence même des névralgies : mais comme j'ai vu la plupart de mes malades n'accuser qu'un sentiment de pesanteur, de plénitude, de constriction, de gêne, de malaise à l'épigastre, enfin, une gastropathie plus importune que douloureuse, le mot de dyspepsie, qui n'est pas d'ailleurs nouveau dans la nomenclature nosologique, me paraît devoir être préféré à celui de gastralgie.

Ce procédé analytique des exclusions aura maintenant, je l'espère, simplifié ma tâche pour établir le diagnostic des dyspepsies que j'ai vues soumises au traitement par l'eau de Miers ; néanmoins, pour dissiper toute équivoque, il me reste à les décrire succinctement.

Appétit très variable, capricieux, faisant souvent défaut ; digestions lentes et laborieuses, plus pénibles vers la fin qu'au commencement, parfois douloureuses et accompagnées de vomissements alimentaires après plusieurs heures, une demi-journée et plus d'ingestion ; intestins paresseux jusqu'à la constipation. La gêne, le malaise ou les souffrances du travail digestif finissent par altérer et la constitution et le caractère ; il y a du dépérissement, une apparence de langueur, d'ennui, d'indifférence ou de tristesse, avec penchant à l'hypocondrie. Les caprices de leur estomac font le tourment de ces valétudinaires, qui, digérant mal le lendemain ce qu'ils avaient bien digéré la veille, ne peuvent avoir de confiance dans les qualités alimentaires généralement reconnues, ni dans leur expérience personnelle. Les crudités seules se montrent contraires à presque tous ; des maux de tête bien plus pénibles que les dyspepsies dont ils dépendent, accompagnent souvent les digestions les plus laborieuses.

Parmi les sujets que j'ai observés, les uns souffraient ainsi depuis plusieurs mois, d'autres depuis des années. Point de caractères fébriles ou inflammatoires d'ailleurs, et nulle apparence de lésion organique dans les voies digestives, dont les fonctions étaient si ostensiblement troublées.

Ce qui me paraît prédominer dans ce tableau symptômatique où se trouvent fondues ensemble des observations recueillies sur plusieurs sujets, c'est une névrose apyrétique et presque indolente des voies digestives, un dérangement de la sensibilité et de la contractilité organiques des fonctions beaucoup plus apparent qu'une lésion des organes, ainsi qu'on l'observe dans toutes les névroses.

Telle est la dyspepsie la plus commune qui s'est présentée dans mon inspection.

Quelques-uns, cependant, éprouvaient dans l'estomac, dans les intestins, de ces douleurs aiguës, spasmodiques qui caractérisent la gastro-entéralgie. Toutefois, je ne présume pas que les lenteurs et les difficultés habituelles du travail digestif chez les dyspeptiques doivent être exclusivement rapportées aux lésions de la sensibilité et de la contractilité organiques. Je crois que la chimie vivante est aussi dérangée dans les appareils sécréteurs ; que, sous l'influence d'une innervation pervertie, ne fonctionnant plus normalement pour l'élaboration des substances alimentaires, celles-ci sont retenues dans l'estomac par les lenteurs simultanées de la chymification et des contractions péristaltiques. La salive, le suc gastrique et pancréatique, la bile, le mucus intestinal, sont viciés dans la qualité ou la quantité, au point qu'il est des dyspepsies invétérées dans lesquelles le vice des sécrétions domine celui de l'innervation, et qui paraissent plutôt saburrales que nerveuses. La langue présente habituellement un enduit muqueux et bilieux, la bouche est fade ou mauvaise, il survient des éructations acides ou nidoreuses, des nausées : il y a, le matin surtout, une abondante expuction de salive, etc. Enfin, le caractère nerveux s'efface complètement dans certaines dyspepsies qui semblent devoir être rapportées à un état de langueur, d'atonie, au défaut de vitalité des voies digestives.

Comme je n'ai pas entrepris une monographie sur cette matière, je ne dirai rien des causes occasionnelles multiples qu'il faudrait chercher dans l'ordre physique et moral, et dont le discernement fournit une base des plus essentielles à la thérapeutique des dyspepsies. On n'ignore point d'ailleurs combien ces sortes de névroses sont de nos jours communes et en même temps rebelles aux ressources de l'hygiène et de la matière médicale. Il faut qu'elles soient bien récentes pour qu'on puisse s'attendre à les voir guérir aux eaux minérales dans le court espace d'une seule saison, car la durée du traitement à Miers n'est que de dix à quinze jours ; mais je l'ai vu amener un changement assez marqué pour que les mêmes personnes revinssent dans un bien meilleur état l'année suivante, et quelques-unes d'entre elles se considéraient comme guéries.

La torpeur, l'atonie, les spasmes, les vices de sécrétion des organes digestifs, sont avantageusement modifiés par la continuité d'une douce stimulation purgative, qui réveille le mouvement péristaltique engourdi, sollicite les appareils sécréteurs annexes, en même temps qu'elle détermine l'évacuation des sucs viciés. Un appétit plus marqué, des digestions moins lentes et enfin un retour de forces consécutives à une nutrition améliorée, témoignent bientôt d'un soulagement temporaire ou d'un commencement de guérison. ·

J'ai vu des dyspepsies ou gastro-entéralgies fort anciennes si promptement amendées par l'usage des eaux de Miers, qu'elles semblaient toucher, après quelques jours de traitement, à une guérison complète. Je crois devoir rapporter à ce propos une observation que j'ai recueillie l'an dernier. Je n'avais pas encore été témoin d'un changement aussi prompt et aussi remarquable dans une gastro-entéralgie des plus graves d'ailleurs.

Peychemagre (Antoine), de Salviac (Lot), âgé de 19 ans, d'un tempérament nerveux et d'une constitution frêle, subit, il y a quatre années, les premières atteintes de l'état profondément maladif que je vais décrire, et qui a surtout empiré depuis un an :

Perte d'appétit, digestion très lente et souvent douloureuse, accompagnée même de vomissements fréquents et d'une constipation habituelle.

Lorsque le besoin d'aliments se fait sentir, le malade ose à peine le satisfaire en vue des lenteurs et des souffrances du travail digestif. Sa maigreur est effrayante; il a la figure pâle, terne et toute osseuse; le regard est cave, triste et languissant. Depuis quelques mois, l'amaigrissement et la faiblesse ont fait de tels progrès, que Peychemagre se traîne à peine et ne peut plus se livrer à aucun travail. Le pouls est petit, sans fréquence, la peau fraîche, la langue large et humide; rien de particulier dans l'exploration de l'abdomen.

Après douze jours d'usage d'eau de Miers, dont les effets avantageux étaient journellement plus sensibles, l'appétit est bon, les digestions assez promptes et peu pénibles, il n'y a plus de vomissements; le visage, qui était avalé, terne, presque cadavéreux, reprend de la fraîcheur et de l'animation, l'embonpoint commence à renaître, et le retour des forces est assez prononcé pour que le malade, qui est tout étonné lui-même de ce changement, espère pouvoir reprendre, en rentrant chez lui, les travaux agricoles que la souffrance et la faiblesse l'avaient depuis long-temps contraint d'abandonner.

Par la gravité, non moins que par la promptitude de l'amélioration dont je n'ai pas connu les suites, cette névrose des voies digestives fait exception à celles que j'ai observées le plus communément, et qui ne constituent, ai-je dit, qu'un état valétudinaire.

Dans l'ordre d'affections qui troublent la santé sans compromettre sérieusement l'existence et que l'on vient traiter aux eaux de Miers, je dois encore signaler les migraines périodiques et les céphalalgies irrégulières, la constipation et les souffrances hémorroïdales qui l'accompagnent souvent. Ce sont encore là de ces indispositions pour lesquelles on me consulte très peu, et je puise mes renseignements de la bouche même des clients des eaux dans des conversations de salon ou de voie publique. D'après leur témoignage, qui me paraît réunir toutes les conditions de sincérité et s'accorde d'ailleurs à des observations qui me sont propres, l'efficacité des eaux de Miers n'est pas douteuse contre ces sortes d'affections. Quelques-unes ont été complètement guéries, d'autres considérablement soulagées. Les céphalalgiques les plus favorisés par l'usage de ces eaux étaient précédemment, disaient-ils, incommodés, les uns par un état saburral passager des organes digestifs, les autres par des raptus du sang vers la tête, et ils présentaient, en effet, les caractères prononcés des tempéraments bilieux et sanguins.

Quant à la constipation, il est tout simple qu'elle cède d'abord à l'action d'une eau purgative; mais, ce qui est plus avantageux, c'est que la gêne de la dessication soit amendée par la suite et disparaisse quelquefois entièrement après deux ou trois voyages aux eaux.

J'arrive aux états pathologiques sérieux qu'on vient traiter à la source minérale de Miers, et je dois signaler avant tout les fièvres intermittentes rebelles et leurs suites fort ordinaires, quand elles ont fatigué l'organisation.

Dans le cours d'une longue inspection, j'ai été consulté par un grand nombre de ces malades, les uns sujets encore à des accès d'une fièvre quarte ou tierce que les médications spécifiques ne pouvaient plus enrayer, les autres déjà débarrassés des paroxysmes, mais dans un triste état de santé d'ailleurs. Il convient de noter ici que la plupart de ces malades habitaient des localités où les fièvres intermittentes sont endémiques, ce qui explique à la fois et la difficulté des guérisons et la facilité des rechutes. Toutes les fois que les fiévreux qui m'ont consulté n'avaient pas limité d'avance la durée de leur séjour, je leur ai proposé le traitement par l'usage de l'eau minérale seule, et cette médication a souvent suffi pour les débarrasser de leurs accès. En outre, lorsqu'ils sont revenus par mesure de précaution, les années suivantes, j'ai appris d'eux qu'ils n'avaient pas éprouvé de rechutes ; mais quand les fièvreux qui s'étaient mal soignés dès le principe, me consultaient trop tard ; quand ils étaient impatients de repartir plus tôt qu'il n'aurait fallu, et qu'il était urgent de les préserver d'un accès pendant le voyage, j'étais obligé de combiner l'emploi du sulfate de quinine avec le traitement par l'eau de Miers, en écartant, autant que faire se pouvait, ces médications l'une de l'autre ; le paroxysme cédait, mais la guérison ne m'inspirait pas le même degré de confiance.

Du reste, l'efficacité des eaux salines et purgatives contre les fièvres intermittentes opiniâtres est depuis long-temps reconnue. Comment agissent-elles? comme évacuant du levain morbifique? comme moyen perturbateur? Sont-ce des parcelles d'arsenic qu'on a signalées dans plusieurs d'entre elles qui représentent un spécifique anciennement préconisé ?

Quoi qu'il en soit, rappelons du moins à ce sujet que la méthode évacuante par les vomitifs et les purgatifs, préalablement à l'emploi des fébrifuges, a été long-temps une pratique générale ; que dans l'intervalle apyrétique, les fonctions digestives présentent fréquemment ce caractère saburral, cet état de fatigue, de langueur, auquel les eaux purgatives remédient très efficacement en améliorant l'appétit, les digestions et la nutrition. Par cette corroboration consécutive de tout l'organisme, l'action purgative est bien capable de suppléer à la simple action tonique ou anti-périodique des fébrifuges, surtout lorsqu'un long usage en a émoussé le pouvoir selon les lois de l'habitude. N'oublions pas, enfin, que nos fébricitants ont changé de climat, qu'ils respirent un air salubre, que leur régime est bien réglé, qu'ils trouvent des distractions. Toutes ces considérations, assurément, viennent à l'appui du fait qui existe en dehors d'elles, savoir : que les eaux minérales purgatives, et notamment celles de Miers, triomphent souvent des fièvres intermittentes que les fébrifuges ordinaires sont impuissants à guérir.

Les suites pathologiques de ces fièvres qui ont sévi long-temps, mais dont les accès ont disparu, amènent tous les ans des malades à la source de Miers. La plupart d'entre eux ont tout l'aspect d'une santé misérable : point d'appétit, des digestions laborieuses, la langue muqueuse ou saburrale par suite d'une nutrition des plus imparfaites, une faiblesse, une maigreur, une pâleur considérables, une sorte d'état cacochyme, sans fièvre d'ailleurs. Chez quelques-uns, pourtant, le pouls a un peu de fréquence, en même temps que de la petitesse ; ils accusent, pendant la digestion surtout, de la plénitude, du malaise à l'épigastre et aux hypocondres ; ces régions, soigneusement explorées, laissent apercevoir une tuméfaction de la rate ou du foie. Du reste, tandis que quelques-uns de ces anciens fiévreux ont un teint chloro-anémique, d'autres ont un teint ictérique assez prononcé.

Quelque languissante ou profondément détériorée que soit la santé de ces malades maltraités à la fois par la fièvre et les fébrifuges, il est fort ordinaire que l'usage de l'eau de Miers améliore leur état et prépare la guérison, pourvu qu'il n'existe pas de dégénérescence organique. Aussi l'efficacité de cette eau minérale est-elle principalement appréciée par les médecins des départements circonvoisins contre les fièvres intermittentes rebelles aux fébrifuges usuels et contre leurs suites plus ou moins graves. Le rétablissement des fonctions digestives est sans doute la première base du succès de ces eaux.

Quelle est donc la santé possible en l'absence de l'appétit et de bonne digestion? Par contre, à quelles altérations générales de la santé, sans légions organiques apparentes, ne peuvent point remédier de bonnes digestions précédées par un bon appétit?

J'ai déjà mentionné les lésions du foie et de la rate consécutives aux fièvres intermittentes de long cours. Il convient de parler ici des maladies de ces mêmes organes, indépendantes des fièvres d'accès.

Tous les ans des malades viennent traiter à la source de Miers des hépatites ou splénites chroniques, des tuméfactions ou hypertrophies du foie ou de la rate, qu'on a long-temps qualifiées d'obstruction. Ce n'est pas dans l'espace de quelques jours qu'il faut s'attendre à voir guérir ces malades, alors même qu'ils ne sont pas atteints de ces dégénérescences organiques qu'on ne guérit pas; mais douze ou quinze jours de traitement suffisent à plusieurs d'entre eux pour obtenir une amélioration qui est le prélude d'une guérison plus complète. J'avais pu constater avant leur départ que la langue était moins limoneuse, l'appétit plus prononcé, la digestion plus facile, le teint moins jaune ou moins blafard. Ils avaient repris un peu de fraîcheur et de force, ils n'étaient pas aussi fatigués par les flatuosités, le gonflement de l'épigastre et des hypocondres; ils éprouvaient enfin le commencement du bien-être d'une santé renaissante, quoiqu'encore incomplète. Il s'est écoulé quelquefois plusieurs années sans que je revisse de ces malades, qui me rendaient alors les meilleurs témoignages des effets consécutifs de l'usage des eaux.

Du reste, il suffit de rappeler combien a été générale et persévérante la pratique des purgatifs salins dans les affections chroniques du foie, de la rate, pour en induire l'action des eaux purgatives. Celle de Miers convient également dans la jaunisse, qu'aucune lésion organique incurable n'a produit ni n'entretient. Je l'ai vue guérir promptement des ictères récents apyrétiques, sans douleur ni tuméfaction de l'hypocondre droit. Les jaunisses aiguës produites, tantôt par des émotions, d'autres fois par un embarras passager des conduits biliaires et une sécrétion trop abondante de bile, ne sont pas, comme on sait, ni d'une durée longue, ni d'un grave pronostic, mais les eaux de Miers me paraissent hâter leur guérison.

Avant d'en finir avec les maladies des voies digestives qu'on vient traiter à la source de Miers, je mentionnerai incidemment quelques témoignages que j'ai recueillis dans mon inspection.

J'ai été consulté par des malades qui avaient successivement fréquenté dans la même saison les eaux si florissantes de Vichy et le modeste établissement de Miers, pour y traiter, les uns des dyspepsies opiniâtres, les autres, des maladies de foie. Ils m'ont assuré que cette combinaison leur avait été des plus profitables. Du reste, quoique la composition chimique et le mode d'action de ces deux espèces d'eaux minérales diffèrent sous plusieurs rapports, on conçoit l'appui qu'elles ont pu se prêter l'une à l'autre pour le traitement de maladies où l'une et l'autre sont indiquées. Le principe alcalin ne pouvait suppléer à l'action purgative, et l'autre avait besoin du principe alcalin.

J'ai vu les eaux de Miers apporter de notables changements à d'anciennes douleurs goutteuses et rhumatismales, à des souffrances néphrétiques et au catarrhe vésical. C'est que la quantité qu'il en faut prendre, et dont une partie est absorbée, les rend à la fois purgatives et diurétiques, diaphorétiques et tempérantes.

Enfin, j'en ai observé des effets avantageux sur des sujets atteints de maladies chroniques de la peau, d'engorgements ganglionnaires, lymphatiques, affections pour lesquelles les eaux sulfureuses et ferrugineuses me paraissent bien préférablement indiquées. C'était peut-être le résultat combiné d'une amélioration des fonctions digestives et d'une dépuration des humeurs par suite du liquide absorbé, que rejettent la transpiration et les urines.

Comme la plupart des eaux minérales, la source de Miers est fréquentée par des hypocondriaques et des hystériques que le voyage, l'exercice, les distractions et un régime régulier soulageraient déjà, et qui trouvent de plus un remède dans une eau purgative, dont l'efficacité est constatée contre la dyspepsie, la constipation, les maux de tête, qui affligent un grand nombre de ces malades.

Je bornerai ici la nomenclature des maladies que j'ai vues soumises au traitement par l'eau de Miers. En faisant appel aux notes et aux souvenirs d'une inspection de quinze années, mon observation a dû s'étendre à un grand nombre de malades. Cependant, quelque soin que j'aie mis, dans ce travail de généralisation, à préciser les effets des eaux, j'ai souvent senti combien l'expression restait vague pour fixer l'indication et le degré d'efficacité de ce genre de médication; mais qu'on veuille bien songer qu'il en est de même de tous les agents thérapeutiques; on ne peut employer que des termes approximatifs pour déterminer leur valeur. Ils soulagent ou guérissent quelquefois, souvent; d'aucun d'eux on ne pourra dire qu'il guérit toujours. Même inconstance et même incertitude pour une eau minérale dont la monographie ne représente, après tout, qu'un chapitre de matière médicale.

Je ne devais point parler des maladies aiguës : on ne va pas les traiter aux sources minérales, et je n'invoquerai pas d'expérience à ce sujet; mais il me semble que les considérations les plus rationnelles recommandent un minoratif aussi doux que l'eau de Miers aux praticiens qui font usage de purgatifs salins dans le traitement des fièvres typhoïdes, surtout lorsqu'une diarrhée spontanée a pris l'initiative de la purgation. Non-seulement l'eau de Miers, qui est sans odeur ni saveur, n'aurait rien de rebutant pour les fiévreux, mais, ce qui est plus important, elle ménagerait mieux que d'autres purgatifs les lésions constantes et caractéristiques du tube digestif, qu'on observe dans ces fièvres et qui excitent la sollicitude des praticiens jusque dans la convalescence même.

Parlerai-je à présent des contre-indications de l'eau de Miers? Mais, sauf l'insuffisance d'une expérience que des observations ultérieures pourront agrandir, ces contre-indications se trouvent implicitement dans les maladies que j'ai passées sous silence.

J'ai eu bien souvent le regret de voir arriver à cette source minérale des malades qui avaient été fort mal dirigés, et qui venaient y chercher un remède contre des tubercules pulmonaires, des hémoptysies, des pleurésies chroniques, des hydrotorax, des ascites, des anévrismes, des cancers. La position du médecin inspecteur est quelquefois bien délicate et bien difficile à l'égard de ces malades qu'un conseil aveugle ou une espérance décevante ont fourvoyés. Il convient, assurément, de les détourner d'entreprendre un traitement qui serait nuisible, mais en ménageant, autant qu'on le peut, et le confrère qui s'est trompé en conseillant le voyage, et l'espoir du malade, qui a déjà fait des sacrifices à une illusion. C'est aussi en prescrivant l'eau de Miers, à la dose illusoire de demi-verre ou d'un verre, qu'il m'est arrivé plus d'une fois d'éluder la difficulté. Le malade suivait ensuite le traitement approprié à sa maladie, et il jouissait avec espoir du séjour des eaux.

Avant de parler du mode d'administration et du mode d'action des eaux de Miers, il convient de rappeler leur composition, d'où les effets immédiats et consécutifs peuvent, en quelque sorte, se déduire. Voici la dernière analyse qui fut présentée à l'académie de médecine d'après une invitation ministérielle :

Eau de Miers, un litre :

Acide carbonique........................	quantité indéterminée.
Bicarbonate de chaux...........................	0ᵍ 213ᶜ
— de magnésie.......................	0 120
— de soude............................	0 071
Sulfate de chaux...................................	0 954
— de soude....................	2 675
Chlorure de magnésium.......................	0 750
— de sodium............................	0 020
Silice..	0 480
Alumine..	0 037
Oxyde de fer......................................	0 030
Matière organique...............................	0 015
	5ᵍ 365

Cinq grammes trois cent soixante-cinq milligrammes de principes minéralisateurs, dans lesquels le sulfate de soude entre pour moitié, représentent donc l'ensemble très varié des éléments constitutifs de l'eau de Miers pour la quantité d'un litre, et l'on est presque surpris de la voir qualifier d'eau purgative quand on considère la dose si supérieure à laquelle se prescrivent usuellement les sels neutres pour obtenir la purgation. Cependant, tel est son effet immédiat le plus important et le plus ordinaire; mais, ainsi qu'on pourrait déjà l'inférer de la seule analyse chimique, si l'on n'avait en vue qu'une purgation prompte et certaine, il ne faudrait pas compter sur l'eau de Miers comme sur celle de Sedlitz, de Pulna ou toute autre boisson, dans laquelle entrent de cinquante à soixante grammes de sulfate de soude ou de magnésie pour un seul litre de liquide. L'eau de Miers a tout naturellement le défaut de ses qualités, et par cela même qu'elle constitue un des minoratifs les plus doux qu'on connaisse, son action doit être insuffisante chez les sujets qu'on purge difficilement. Une autre conséquence non moins directe, c'est qu'il faut en user à plus haute dose que des eaux fortement purgatives.

Il est peu de personnes qu'un litre d'eau de Miers purge suffisamment: la dose ordinaire pour les adultes est de deux litres, qu'on avale par verres, à dix minutes ou un quart d'heure d'intervalle et en se promenant. Quelques buveurs en prennent beaucoup au-delà sans se fatiguer. L'action purgative est plus prompte et plus assurée en rapprochant les prises d'eau, comme le font impunément les buveurs altérés et doués d'un estomac robuste. Chez eux l'eau minérale parcourt rapidement le tube digestif, en provoquant des garde-robes ; mais les personnes délicates ont besoin d'espacer davantage les verres de ce liquide pour n'en être pas incommodées. Il arrive alors qu'une partie plus ou moins considérable est absorbée, ce qui réduit d'autant le nombre ou l'abondance des selles. Je vois tous les ans des buveurs que le début du traitement ne satisfait pas. Les eaux leur passent mal, comme ils disent ; ils éprouvent une lassitude générale, de la pesanteur ou de la douleur de tête, du dégoût, des nausées et une plénitude d'estomac qui va jusqu'au vomissement chez quelques-uns. Tous ces malaises disparaissent aussitôt que les eaux sont mieux tolérées, ce qui arrive communément vers le troisième ou quatrième jour. Rarement un malade est obligé de cesser définitivement l'usage de l'eau minérale parce qu'elle continue de l'incommoder. Il est cependant quelques estomacs froids, languissants, débiles et atoniques qui ne peuvent pas les supporter.

Les effets les plus saillants et les plus salutaires des eaux de Miers paraissent se rattacher à des propriétés purgatives assez modérées pour ne pas irriter les organes digestifs, suffisantes pour ranimer le mouvement péristaltique, solliciter les sécrétions et déterminer l'expulsion des sucs altérés qui accompagnent l'anorexie. Cette douce stimulation, qui s'étend du tube digestif à tout l'appareil sécréteur annexe, rétablit les fonctions digestives, la nutrition, et par suite toutes les forces de l'organisme.

Mais la médication de l'eau de Miers ne se borne pas sans doute aux modifications de l'appareil digestif. Sans chercher à faire la part, d'ailleurs fort obscure, de chacun des éléments constitutifs mis à découvert par l'analyse chimique, et qui ont probablement une influence médicatrice, il est permis de penser que l'action thérapeutique de ce liquide minéral est complexe. La dose de deux à trois litres, à laquelle on le prend, la quantité qui est absorbée, ne supposent-elles pas une médication générale d'hydrothérapie intérieure ?

Le sang et toutes les humeurs journellement pénétrés par une masse de liquide médicamenteux, ne subissent-ils pas une dyscrasie et une syncrasie nouvelles, et définitivement une dépuration qui s'effectue par les urines et la transpiration? L'éclectisme de la philosophie médicale contemporaine a réhabilité une partie de ces antiques théories humorales, qu'on eût taxées d'anachronisme et de divagation il y a quarante ans, et la chimie vivante, avec ses mélanges et ses combinaisons infinies, a repris sa place légitime à côté des lésions de tissus ou de propriétés vitales que les anciens n'avaient pas suffisamment connues.

Du reste, abandonnant le terrain suspect des théories pour rentrer dans la voie de la simple observation, je dirai que j'ai vu bien des personnes faiblement purgées par l'eau de Miers, et qui n'en ressentaient pas moins des effets salutaires contre les maux qu'elles étaient venues traiter. L'abondance des urines pour les uns, la transpiration ou une impression tempérante pour d'autres, tels étaient les effets immédiats qui suppléaient à la purgation.

Un dernier mot sur l'eau de Miers dont je viens de rappeler l'analyse chimique, le mode d'administration et les effets immédiats.

Cette eau est à la fois fraîche et limpide, sans odeur, et d'une saveur saline si légère, qu'il faut, pour la percevoir, agiter le liquide dans la bouche. Elle n'a donc absolument rien de rebutant, si ce n'est, quelquefois, l'unique dégoût de boire sans soif.

On pourrait même, selon les exigences du goût dans les indications thérapeutiques, et sans nuire à ses propriétés médicinales, l'édulcorer avec plusieurs espèces de sirops agréables ou médicamenteux, la rendre gazeuse, tout autant d'associations que supporteraient mal les eaux qui ont une saveur ou une odeur fortement prononcée.

La clientèle de l'eau de Miers s'est anciennement formée et soutenue sans le concours d'aucune espèce de publicité, par le seul témoignage des personnes qui se louaient de son efficacité et des médecins qui l'avaient conseillée à leurs malades. Il n'est certes pas de recommandation plus respectable, car celle-là est essentiellement sincère et désintéressée; mais elle est insuffisante pour former de ces vastes clientèles comme on en voit, et que n'acquerrait jamais le seul mérite des eaux sans le concours puissant d'une publicité large et intelligente. Trop heureux le public quand le déluge des imprimés ne lui apporte que des notions vraies et utiles !

C'est une vérité triviale que le voyage et le séjour aux sources thermales sont de précieux auxiliaires de l'action des eaux. Les détails topographiques sur l'établissement de Miers trouvent donc ici tout naturellement leur place, et je dois le dire, bien à regret, jusqu'à ce jour le concours des hommes a fort mal secondé les dons de la nature pour l'agrément de ces localités.

Par un de ces accidents fortuits de la géologie primitive, dont les antiques révolutions du globe offrent des exemples à l'infini, le sol de ces localités est formé par une zône de terre argileuse très fertile, étroitement enchâssée dans un cercle de terrain calcaire et rocheux. C'est en traversant ce plateau calcaire, pierreux, aride et presque stérile qu'on parvient au territoire de Miers et d'Alvignac, dont la fertilité produit soudainement le saisissant contraste d'une transition du désert à l'oasis.

La fontaine minérale est située dans un vallon charmant, d'un pittoresque varié, riant et gracieux, sur les limites mêmes des deux communes de Miers et d'Alvignac, éloignées entre elles de quatre kilomètres environ, avec la source au centre. C'est dans ces deux villages que se fixent les étrangers. Le site en est élevé et l'air des plus salubres. La campagne, fortement accidentée, est partout belle de fertilité, riche de végétation, et suffisamment ombragée par de grands arbres d'une venue magnifique. Le vallon de la source minérale, celui de Salgues-Réveillon et autres offrent aux regards des promeneurs des tableaux champêtres délicieux. De vastes prairies, sillonnées de ruisseaux qu'ombragent des peupliers, des saules et des aulnes ; des coteaux cultivés ou couverts de charmilles, sur lesquelles se détachent des habitations rustiques encadrées par des noyers, des marronniers et des chênes d'un développement remarquable. Il est aussi sur le plateau d'agréables promenades, d'où l'on découvre de lointains horizons.

Les amateurs d'excursions faciles, les âmes pieuses surtout, visitent avec intérêt Roc-Amadour, lieu de pèlerinage célèbre, toujours très fréquenté, et qui remonte aux premiers temps du christianisme. Son temple, nouvellement restauré, et ses maisons accolées comme des nids d'hirondelles aux flancs d'un énorme rocher, forment un ensemble pittoresque des plus saisissants, d'un caractère imposant, sévère et sauvage. On signale aussi justement aux étrangers curieux le Moulin-du-Saut, avec ses cascades multiples, dans les profondeurs d'un détroit rocheux ; et sur le même torrent, le hardi viaduc de Picarel qui franchit le sombre vallon de l'Alzou, dont tout le trajet, fortement escarpé, est intéressant depuis Gramat jusqu'à Roc-Amadour.

La grotte de Réveillon et le gouffre de Padirac méritent encore d'être cités comme lieux de curiosités remarquables. On voit rarement des abîmes creusés par les eaux dans des proportions aussi surprenantes.

Le Saut-de-la-Vierge et *Roque-de-Cor* offrent aussi des accidents curieux de l'engouffrement de ruisseaux qu'on ne voit plus reparaître. Les amateurs de vastes horizons vont, au contraire, gravir la butte de l'ancien moulin à vent détruit, d'où la vue s'étend sur cinq ou six départements limitrophes.

Enfin, la belle vallée de la Dordogne avec ses escarpements, ses plaines et ses coteaux fertiles, complète le recensement des principales excursions faciles que les amateurs de paysage et de curiosités naturelles vont faire pendant le séjour des eaux, et ce n'est pas une chose indifférente que de pouvoir favoriser leur action médicinale par des distractions agréables et de l'exercice sans fatigue.

Tous les ans, la population étrangère se partage entre les villages de Miers et d'Alvignac. C'est dans ce dernier que la bourgeoisie se fixe de préférence, et la campagne y est plus jolie. Malheureusement, la tenue et le confortable des hôtels laissent à désirer pour les personnes habituées au bien-être, moins toutefois sous le rapport de la table que sous celui des logements et des salons de compagnie ; mais tout me fait espérer de prochains changements à ce regrettable état de choses.

Déjà même les voies ferrées venant du nord et du midi, par Brive et Figeac, s'arrêtent à une faible distance et doivent effectuer leur jonction dans le courant de cette année. Il y aura une station à trois kilomètres de la fontaine minérale.

Je termine enfin, Monsieur le Ministre, un travail dont je regrette la forme défectueuse et l'étendue, par égard pour la commission des eaux minérales instituée au sein de l'Académie de médecine, et à laquelle incombe la tâche laborieuse d'examiner tous les rapports des médecins inspecteurs.

On a dit quelque part que, s'il était permis d'exiger beaucoup de quiconque écrirait sans obligation aucune, celui, au contraire, qui n'écrirait que pour remplir un devoir, avait beaucoup de droits à l'indulgence.

Telle est ma position, tel est le sentiment que je sollicite pour les imperfections de ce travail ; l'administration doit être convaincue que j'apprécie l'utilité des rapports annuels qu'elle nous demande, et qui tendent à perfectionner une branche importante de la thérapeutique spécialement confiée à nos soins. Je ne méconnais pas non plus, dans cette louable mesure administrative, un témoignage de confiance dans le mérite et la probité scientifique des hommes spéciaux qu'elle appelle à l'œuvre. En effet, si la science honnête et désintéressée pouvait céder le pas à l'industrialisme décevant et cupide, il serait permis de concevoir des défiances de l'intérêt personnel qu'aurait chaque médecin inspecteur à la renommée particulière de l'établissement auquel se rattachent ses fonctions; par suite, on pourrait craindre que des relations artificieuses habilement échafaudées, en même temps que d'un contrôle difficile, tendissent à surprendre la bonne foi de la compagnie savante qui juge nos rapports, et dont la haute appréciation rendue publique fait justement autorité.

J'ai l'honneur d'être, avec le plus profond respect,

Monsieur le Ministre,

Votre très humble et très obéissant serviteur.

A. LAGASQUIE, *d.-m.*

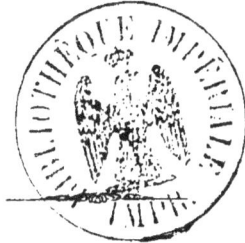

www.ingramcontent.com/pod-product-compliance
Lightning Source LLC
Chambersburg PA
CBHW050457210326
41520CB00019B/6251